EAUX MINÉRALES

DE

CHATEAUNEUF

ÉTABLISSEMENTS

CHAMBON-MORNY & DESAIX

SIX SOURCES VARIÉES

MORNY-CHATEAUNEUF & AUTRES

———— ⚬(⚬)⚬ ————

M. PASCAL, directeur

A CHATEAUNEUF—LES—BAINS (Puy-de-Dôme)

EAUX MINÉRALES

DE

CHATEAUNEUF

LYON. — IMP. PITRAT AINÉ, RUE GENTIL, 4.

EAUX MINÉRALES

DE

CHATEAUNEUF

ÉTABLISSEMENTS

CHAMBON-MORNY & DESAIX

SIX SOURCES VARIÉES

MORNY-CHATEAUNEUF ET AUTRES

M. PASCAL, directeur

A CHATEAUNEUF-LES-BAINS (Puy-de-Dôme)

EAUX MINÉRALES

DE

CHATEAUNEUF

I

Sources Morny, Chambon et Desaix

La consommation des eaux déjà si estimées des sources Morny, à Châteauneuf, a été considérablement augmentée par la faveur dont elles ont joui à la buvette spéciale de l'Exposition universelle en 1878 et par les recommandations unanimes des plus hautes autorités scientifiques de Paris. Ces eaux, vulgarisées depuis dix années sous le nom de *Morny*

Châteauneuf, ont pris leur place dans la thérapeutique médicale grâce au patronage de l'éminent et regretté professeur Gubler, qui les considérait comme devant remplacer avec avantage les eaux allemandes d'Ems. Leur notoriété s'est encore accréditée par les suffrages des spécialistes les plus distingués, les docteurs Constantin James, Reinviller, Baud, etc.

Nos deux établissements mettent en outre à la disposition de leur clientèle les eaux de cinq autres sources de la station thermale de Châteauneuf : la source de *Chambon* (l'ancien), la source des *Dames*, la source *Desaix* (indivise), la source des *Grands-Rochers Desaix* et la source *Marguerite*, offrant dans leur ensemble les avantages les plus variés.

Souveraines dans le traitement des anémies, chloroses, dyspepsies, gastralgies, affaiblissement des femmes et des enfants, ces eaux sont encore d'un emploi fort efficace dans toutes les affections des voies urinaires, goutte, vice du sang et autres maladies réclamant un régime dépuratif prolongé.

A leurs éminentes qualités curatives les eaux de ces diverses sources joignent l'avantage d'une excellente conservation ; elles sont de plus d'une saveur très agréable en mélange avec les vins et sirops.

II

Analyses

Les six sources *Morny*, *Chambon* (l'ancien), des *Dames*, *Desaix*, *Grands-Rochers* et *Marguerite* ont été analysées avec soin par de savants chimistes ; on en peut constater les caractères distinctifs et les variétés thérapeutiques dans les *Études* de M. Lefort, de l'Académie de médecine de Paris, et dans le *Dictionnaire des eaux minérales d'Auvergne* récemment publié par le directeur si autorisé de la station agronomique du Puy-de-Dôme, M. Truchot.

La réputation des sources *Desaix* n'est plus à faire; leur supériorité, comme eau de table, est depuis longtemps mise au-dessus de toute comparaison.

Plus récemment découverte, la source Morny aujourd'hui connue sous le nom de Morny-Châteauneuf, est d'une abondance et d'une valeur exceptionnelles; son outillage est des mieux organisés; des machines anglaises perfectionnées facilitent la rapide expédition des eaux, et leur excellent embouteillage leur donne grand crédit auprès des consommateurs. Ces eaux ont déjà obtenu deux médailles de 1re classe dans les expositions régionales et ont été admises à l'Exposition universelle de 1878 à la buvette spéciale des eaux minérales.

Les vertus fébrifuges de la source Chambon (l'ancien) sont connues par une vieille tradition; c'est la source à boire la plus ancienne de Châteauneuf; exploitée dès 1818 par le docteur Pracros, elle est signalée et recommandée, pour ses cures remarquables, dans les travaux très compétents de deux inspecteurs de la station, les docteurs Salneuve et Boudet. Cette source vient d'être captée avec soin ; après avoir été trop longtemps négligée elle est mise en état de rendre, aujourd'hui comme par le passé, les plus grands services à la santé publique.

Déjà dans la saison dernière un habile praticien, le docteur Bataille, a constaté les excellents effets de l'emploi des eaux de ces deux sources sur plusieurs de ses malades.

Nous présentons ici un tableau comparatif, d'après les analyses officielles, des eaux de Morny-Châteauneuf avec diverses autres sources minérales connues du public.

TABLEAU COMPARATIF
DES SOURCES DE CHATEAUNEUF ET D'AUTRES EAUX CONNUES

Extrait du *Dictionnaire des Eaux minérales d'Auvergne*, de M. Truchot

	SOURCE CHAMBON-MORNY	VALS — SOURCE S.-JEAN	SOURCE DESAIX	SOURCE MARGUERITE	ROYAT — SOURCE CÉSAR	SOURCE GRANDES-ROCHES DESAIX
Acide carbonique libre.	2,351	0,425	1,835	1,952	0,620	1,934
Bicarbonate de soude.	0,9 68	1,480	1,612	1,531	0,392	1,532
— — potasse.	0,135	0,040	0,519	0,545	0,285	1,555
— — chaux.	1,015	0,310	0,516	0,673	0,680	0,635
— — magnésie.	0,390	0,120	0,121	0,128	0,397	0,214
— — fer { protoxyde. . . . / crénate.	0,055	0,060	0,018 / traces	0,013	0,025	0,013
Sulfate de soude.	0,163	0,054	0,250	0,245	0,015	0,252
Chlorure de sodium.	0,169	0,060	0,413	0,418	0,766	0,414
— lithium.	0,035	indices	traces	0,022	0,035	0,022
Arséniate de soude.	traces	traces	traces	traces	traces	traces
Silice.	0,120	»	0,103	0,100	0,167	0,097
Matière organique.	traces	traces	»	traces	traces	traces
Manganèse.	traces	»	»	»	traces	»
Alumine.	»	0,010	»	»	»	»
TOTAL des Sels minéraux . .	5,406	4,458	5,387	5,627	3,453	5,786

NOTA. — D'après le tableau ci-dessus, on remarquera combien la   Source *Chambon-Morny* est riche en gaz acide carbonique et en fer. Pour le total des sels minéraux, elle figure au premier rang concur-   remment avec les diverses sources du groupe Desaix.

III

Produits naturels des Eaux minérales Chambon-Morny

Extrait de fer. Ce produit, fourni par les précipités des eaux de la source Morny, exposées à l'air libre, est recueilli avec soin ; il offre cette supériorité sur le *fer Bravais* et ses congénères de n'avoir subi aucune préparation ni manipulation ; il est embouteillé dans les flacons à l'état natif. Son efficacité est souveraine dans l'anémie et toutes les maladies d'affaiblissement qui réclament l'emploi du fer.

Pastilles digestives et sels minéraux. Ces produits, préparés comme ceux de Vichy, avec le concours d'un chimiste habile, sont mis à la disposition de tous les pharmaciens et dépositaires à des conditions avantageuses ; les marques en ont été déposées.

IV

Hydrothérapie minérale, Douches variées Inhalations

Une installation nouvelle, à laquelle chaque année de nombreux perfectionnements seront apportés, offre aux malades dans l'établissement Chambon-Morny des appareils hydrothérapiques fournissant les diverses variétés de douches, en cercle et en pluie, à l'eau minérale élevée à une forte pression.

La pulvérisation y est pratiquée avec des appareils nouveaux en douches oculaires, pharyngiennes, auriculaires ou nasales, selon la nature des diverses affections mises en traitement.

L'inhalateur a été établi, à la suite des expériences de M. le docteur Fournier, de Cusset, sur l'orifice de la source Morny ;

il est d'une grande puissance, cette source dégageant une quantité exceptionnelle de gaz acide carbonique.

FIN

NOTA. — S'adresser pour plus amples renseignements, à M. PASCAL, directeur de l'établissement Chambon-Morny, à Châteauneuf (Puy-de-Dôme).

LYON, IMP. PÉTRAT